GUIDE

COMPLET

KETO

COMMENCER LE CONTRÔLE DE VOTRE PERTE DE POIDS

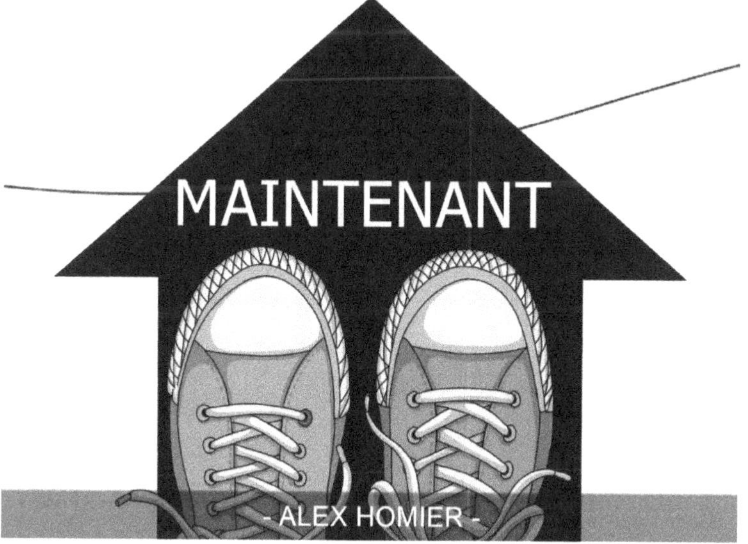

Guide Complet Keto

Commencer le contrôle de votre perte de poids maintenant

Alex Homier

Guide Complet Keto

Commencer le contrôle de votre perte de poids maintenant

Groupe facebook:
https://www.facebook.com/groups/modedeviek
etopouratteindretesbuts

TABLE DES MATIÈRES

PRÉFACE   7

INTRODUCTION   10

MON HISTOIRE   12

CHAPITRE 1 – COMMENT UTILISER CE LIVRE   16
CHAPITRE 2 – CINQ ÉTAPES SIMPLES POUR RÉUSSIR À PERDRE
DU POIDS ET/OU DEVENIR EN SUPER SANTÉ   18
CHAPITRE 3 – TROIS CHOSES À SAVOIR À PROPOS DU GRAS 26
CHAPITRE 4 – QU'EST-CE QUE LE MODE DE VIE CÉTOGÈNE ?30
CHAPITRE 5 – L'INSULINE   33
CHAPITRE 6 – LA RÉSISTANCE À L'INSULINE   37
CHAPITRE 7 – LES SUCRES   42
CHAPITRE 8 – LES QUANTITÉS À CONSOMMER   45
CHAPITRE 9 – L'IMPORTANCE DES ÉLECTROLYTES   49
CHAPITRE 10 – LE JEÛNE INTERMITTENT   52
CHAPITRE 11 – L'AUTOPHAGIE   58
CHAPITRE 12 – LES LIQUIDES   60
CHAPITRE 13 – LES EFFETS INDÉSIRABLES ET REMÈDES
EFFICACES   62
CHAPITRE 14 – LES ERREURS QUI VONT LIMITER LES PROGRÈS
64
CHAPITRE 15 – ACCÉLÉRER LA TRANSITION AU MODE DE VIE
CÉTOGÈNE   66
CHAPITRE 16 – LES ALIMENTS CLÉS POUR RÉUSSIR   68
CHAPITRE 17 – EXERCICES   74
CHAPITRE 18 – FOIRE AUX QUESTIONS   77
EN PRIME – GUIDE DES ALIMENTS À UTILISER   82

GLOSSAIRE   86

À PROPOS DE L'AUTEUR   96

Préface

J'ai eu l'inspiration d'écrire ce livre le 30 décembre 2020, environ à minuit pendant une rencontre avec deux collègues d'entreprise. On parlait des vidéos que nous étions en train de produire et des prochaines que nous allions devoir préparer. C'est drôle, car j'ai toujours eu mes inspirations dans ma vie très tard le soir et cela faisait énormément longtemps que je n'avais pas veillé aussi tard. Plus je réfléchissais à qui pourrait bénéficier de ma connaissance et plus je me disais que la meilleure chose à faire serait de créer un petit livre que n'importe qui ayant des objectifs de perte de poids et de meilleure santé pourrait trimballer (dans sa voiture, dans son sac, etc.). Il y a de nombreux livres et vidéos sur la perte de poids, sauf qu'ils s'intéressent tous à perdre du poids comme tel et ne vont pas directement à la source. Moi, je veux que mon livre te permette d'avoir un guide présent 24 heures sur 24 à ta demande. Tout ce que tu as à faire est de le sortir de ton sac et de te référer au chapitre souhaité. Tout doute ou hésitation n'existe plus en présence d'un guide. C'est, selon moi, ce que la plupart des gens ont besoin (avoir accès à la source n'importe quand pour que dans tout moment difficile ou de doute, ils trouvent l'information qui les remet sur le droit chemin ou enlève leurs doutes.

La raison pour laquelle les gens prennent du poids est de toute évidence l'alimentation. Et quelles sont les raisons pour lesquelles ils ne sont pas capables de perdre du poids ? Il y a trois raisons primordiales, qui sont : le manque de VRAIE information sur le sujet, le manque de confiance en soi et la source d'information. Comment veux-tu réussir à maigrir si tu n'abats pas toutes ces barrières l'une après l'autre ? Dans ce livre, je m'occupe de détailler ces trois raisons.

Mon objectif est d'aider le maximum de personnes à surmonter ces barrières et à créer leur nouveau mode de vie sain, permettant l'accomplissement de leurs buts dans la vie. En commençant par ta santé, puis ta perte de poids, tu pourras ensuite profiter de ta nouvelle énergie acquise à travers ce mode de vie pour atteindre tes plus grands buts. Je n'essaie pas d'impressionner qui que ce soit avec ce livre qui est tout de même, selon moi, unique. La réalité est que ma conjointe et moi avons tous les deux eu d'énormes gains de santé et/ou de poids qui nous ont totalement fait revivre. Et c'est pourquoi je sais que cela va fonctionner pour toi.

Je veux t'aider à réaliser ta perte de poids et surtout devenir super en santé.

Alex Homier

Introduction

Dans « *L'aptitude de perdre du poids à volonté* », je veux offrir une stratégie simple et complète pour perdre du gras et, si tu veux, même devenir en super santé. Je ne fournirais pas ces informations en disant de tels propos si je n'avais pas une certitude à 100 % que ce soit atteignable avec une facilité relative, en suivant complètement ma stratégie. J'ai utilisé cette information et j'y suis arrivé, aussi bien que ma conjointe et une partie de ma famille. Je suis actuellement coach de santé cétogène et jeûne intermittent, certifié par le Dr Berg et j'aide les gens à obtenir le même genre de résultat.

Ce livre est pour moi très spécial, car en plus de l'avoir écrit au Nouvel An plutôt que d'aller fêter, je l'ai développé en utilisant toute l'expérience accumulée au cours de ma vie en termes de motivation, de confiance en soi et d'alimentation, car je suis passé à travers énormément de problèmes de santé et de confiance en moi dans ma jeunesse et j'ai donc dû surmonter tous les obstacles que je vais présenter dans ce livre avec les solutions pour avoir confiance en soi. Le plus important est que tu dois avoir confiance en moi (la source d'information), car peu importe ce que tu lis dans la vie, tu dois regarder la source du contenu pour voir si elle vient d'une personne qui s'accorde avec tes valeurs, qui parle de vraies données, car tu ne seras pas capable d'appliquer les données du livre en ayant des doutes sur l'information.

Par exemple, quelqu'un dit qu'il mange 10 bananes par jour et que tu vas prendre 1 livre de muscles par mois en ne faisant rien. C'est un exemple qui ne fait pas de sens, mais justement, il y a énormément d'informations inventées et non testées à grande échelle qui circulent et, finalement qui n'ont tout simplement pas de sens et/ou ne s'appliquent pas à la plupart des gens. Donc, prépare-toi à apprendre à cuisiner, à être motivé, à reprendre confiance en toi et à reprendre le contrôle de ton corps (santé, surpoids et remise en forme.) La plupart des données cétogènes viennent de ma formation en coaching de Dr Berg.

Mon histoire

À l'âge de 12 ans, j'ai commencé à avoir des problèmes de digestion et des blessures physiques de toutes sortes, même si je passais de 2 à 6 heures dans ma journée à faire du sport, et ce, depuis le plus jeune âge dont je me souvienne. À l'âge de 15 ans, je me suis évanoui pour la première fois après avoir déjeuné d'un bol de céréales, comme je le faisais chaque matin depuis que j'étais tout petit. Je suis allé en ambulance à l'hôpital et j'ai passé la journée du 23 décembre sous sédatifs. Après ce moment, j'ai sans arrêt eu une digestion difficile qui n'a cessé d'empirer à travers les années, sans parler du fait que j'accumulais les blessures sportives. Mon corps ne guérissait plus et il se blessait presque pour rien. À la fin du secondaire, j'avais exactement 10 blessures. Une nuit je me suis réveillé en m'évanouissant (ma deuxième expérience hyper douloureuse). Même chose, je suis allé à l'hôpital en ambulance et, dans la même année, j'ai passé des dizaines de tests en quatre occasions. À cet instant même, j'ai cru que j'allais mourir, car je m'évanouissais une fois par semaine, je maigrissais énormément et je commençais à ne plus aller dehors par peur de tomber par terre, tellement j'étais constamment faible. J'ai vécu dans une famille peu fortunée et qui n'avait pas les moyens de me payer n'importe quelle sorte de thérapie nutritionnelle ou quoi que ce soit du même genre. J'ai aussi commencé à développer des problèmes tellement intenses aux yeux que je ressentais un mal de tête et d'yeux 24 heures sur 24, sans parler de mon mal de ventre. J'ai eu peur de me coucher la nuit pendant au moins 3 ans, pourquoi ? Parce que mes symptômes s'aggravaient au moment où je me couchais.

À ce moment-là, il s'est passé quelque chose d'assez incroyable dans ma tête, j'ai ressenti pour la première fois ce qu'on appelle le niveau de nécessité. J'ai bien vu que si je ne changeais pas par moi-même ma situation de santé, j'allais mourir lentement dans les prochaines années.

J'ai donc décidé de me trouver un emploi, même si j'avais constamment l'allure vert malade et aucune endurance pour quoi que ce soit. Je devais avoir de l'argent pour payer un naturopathe (l'idée que mon père a eue et qu'il me fallait essayer.) Pour la première fois, quelqu'un savait un peu quel était mon problème de santé, c'est à dire : presque aucune absorption de nutriments, aucune enzyme digestive et plusieurs de mes organes endommagés par la malbouffe durant toutes ces années.

Pour payer ma naturopathie, j'ai dû travailler dans un restaurant de vente de poulet rapide pendant un an pour financer mon rétablissement et aussi je donnais la moitié de ma paye à mon père en reconnaissance pour avoir trouvé une solution qui m'a sauvé. Bon, cette technique de naturopathie consistant à manger selon mon groupe sanguin m'a tenu en vie, de 18 ans à environ 25 ans, sauf que j'avais encore tous les mêmes problèmes, que je contrôlais pour être capable de ne pas m'évanouir. Chaque fois que je tombais malade, j'avais 1000 fois les symptômes de la maladie et de mon mal de ventre. Même chaque jour, je ne ressentais pas d'énergie et m'évanouissais de temps en temps. J'ai passé des tests pour détecter si je faisais du diabète, mais ils n'ont jamais été positifs. À l'âge de 25 ans, ma femme a décidé de commencer un régime alimentaire « Keto » pour perdre du poids après sa troisième grossesse et j'ai donc décidé de la suivre, malgré ma peur et mon scepticisme, puisque je croyais être « spécial » parce qu'aucun spécialiste n'avait jamais vu quelqu'un dans mon état de santé et surtout en si bas âge. L'adaptation n'a pas été si mauvaise (deux semaines environ) alors que ma femme s'était adaptée en une semaine.

Aujourd'hui, j'ai 27 ans et je ne me suis jamais senti si énergique et vivant de toute ma vie. J'ai réglé mes problèmes d'yeux et de mal de tête, mes blessures sont toutes guéries et ma digestion va aussi très bien. Tout cela en suivant le programme Keto et le jeûne intermittent de Dr Berg à 100 %. Si je me souviens bien, ma femme a perdu 35 livres, mon beau père a perdu 50 livres et ils ont bénéficié d'un regain d'énergie remarquable. Maintenant, je coache des gens avec la certitude de pouvoir changer leur état de santé et de poids.

Chapitre 1 – Comment utiliser ce livre

Pourquoi dois-tu lire ce livre ? Parce qu'il va te permettre de comprendre et de pouvoir contrôler ton corps à 100 % afin de devenir en super santé et de perdre ton surplus de poids à volonté. Ce qui est vraiment bon, c'est que cette méthode s'avère simple, facile, rapide et une fois que tu la connais, tu pourras l'utiliser en tout temps.

Je recommande d'étudier ce livre et de s'y référer autant de fois que nécessaire pour bien comprendre les données et pouvoir les appliquer. Toute l'information de ce livre a été écrite avec une séquence logique pour être capable de bien appliquer chaque étape. Alors, lis-le depuis le début pour une meilleure compréhension et réfère-toi à ces étapes quand tu auras des questions.

Chaque fois que tu lis une donnée aussi petite qu'elle soit, elle va te faire comprendre à un meilleur niveau et, ainsi, ta certitude va monter chaque fois et puis ton application va être de plus en plus naturelle et meilleure. Toutes les personnes les plus talentueuses dans le monde ont revu une donnée ou refait un mouvement jusqu'à ce que cela devienne naturel. Pense aux joueurs de tennis qui frappent la balle avec le même mouvement tout le temps, la raison pour laquelle ils sont si bons est qu'ils frappent la balle plus souvent et avec plus d'effort et de concentration. C'est pareil pour les musiciens, les charpentiers, etc. Donc, utilise ce livre au besoin et je te garantis qu'il va t'amener vers ce que tu veux.

À la fin du livre, tu trouveras un glossaire pour des mots inhabituels, réfères-y chaque fois que tu ne comprends pas un mot, cela va t'aider à comprendre pleinement le sujet.

Chapitre 2 – Cinq étapes simples pour réussir à perdre du poids et/ou devenir en super santé

Ce guide a été écrit pour permettre à n'importe qui d'atteindre personnellement ses propres objectifs de santé et de perte de poids.

Pour atteindre le poids souhaité, remettre son corps en santé et de manière durable, nous devons constamment suivre les étapes suivantes.

1.   Prendre la décision

Tu veux perdre du poids et/ou devenir en super santé, et cela en te disant que c'est possible ! La plupart des gens pensent que c'est impossible et donc n'essaient même pas. Tu dois croire que c'est possible, sinon ça ne sert à rien d'essayer, tu ne peux pas réussir en te disant que ça ne marchera pas. Ce que l'on pense influe beaucoup sur notre attitude. On parle de ta santé, ici, prends le temps d'investir en toi, d'autant plus que le seul investissement que tu ne perdras jamais est celui que tu fais pour toi.

Il n'y a rien de plus important que ta santé et celle de tes proches, donc je te demande une chose : partage ce livre avec une personne de ton entourage que tu penses qu'elle pourrait en bénéficier.

Peu importe sur quoi tu portes ton attention, c'est toujours à cet endroit précis qu'il va se passer quelque chose, car tu vas agir d'une manière qui va te causer le problème que tu as tant envisagé comme possible; donc, concentre ton attention sur ta santé, fais les actions nécessaires pour que tu deviennes en santé et tu vas voir que cela va se réaliser plus tôt que tu le penses. Le pouvoir de l'attention est fort, crois-moi ! Par exemple, si tu concentres ton attention sur le fait de ne pas oublier quelque chose… Ainsi, deux heures plus tard, il est fort probable que tu te rendes compte que tu as oublié quelque chose. Si tu gardes ton attention sur tes problèmes, tu vas toujours en avoir. Plus jeune, je gardais toujours mon attention sur mes blessures ou les blessures des autres et je finissais toujours par me retrouver blessé. Finalement, j'ai accumulé une dizaine de blessures en même temps et ne pouvais donc plus pratiquer ma passion pour le tennis. C'est pareil pour l'argent et pour la santé, les gens qui concentrent leur attention sur le fait d'être en santé finissent par devenir en santé, toutes les personnes qui font le plus d'argent concentrent leur énergie à faire de l'argent et non à écouter des films; au contraire, elles écoutent des vidéos et lisent des livres pour devenir meilleures en tant que personnes. Donc, si tu mets toute ton attention sur ton but ultime de perte de poids ou de santé, tu vas réussir. Écoute ce que je dis, écris et affiche tes impressions sur le sujet de la motivation, de la perte de poids et de la santé chaque fois que tu as du temps mort et crois-moi, tu vas atteindre ton objectif.

Ce n'est pas compliqué, mais ça prend une décision figée dans le béton, donc écris ta décision de perte de poids et affiche-la à un endroit où tu peux la voir chaque jour et tu vas être motivé chaque jour, grâce à elle.

Une fois que tu as la bonne information, que ta décision est prise, fixe ton attention sur ton but, fais beaucoup d'efforts et investis du temps avec cette formule, je te garantis que tu as toutes les chances de ton bord pour obtenir des résultats.

2. **Écrire ton but est le meilleur truc pour réussir et même l'écrire 1 ou 2 fois par jour. De cette manière, tu te sens motivé chaque jour.**

La plus grande motivation dans la vie, ce sont les buts. Si tu n'as aucun but, tu n'auras aucune raison de te lever de ton lit. Je me souviens que lorsque j'étais enfant, je me levais toujours très tôt, en même temps que mon père, pour le voir avant qu'il parte travailler, c'était un de mes buts. Quand je suis devenu adolescent, j'ai commencé à avoir de la difficulté à me lever; de toute évidence, j'avais perdu mon but de voir mon père le matin et étais devenu désintéressé de mes journées d'école. Je n'avais pas envie d'aller à l'école, car je commençais à me rendre compte que je vieillissais et ne savais pas du tout ce que j'allais faire dans la vie. Mes buts de devenir joueur de tennis ou de golf professionnel commençaient à paraître impossibles à cause de mes blessures, de mon âge et du manque d'argent pour pratiquer ces deux passions.

Pense aux autres adolescents qui sont actifs dans une passion et qui poursuivent activement leurs buts. Ils sont toujours motivés à se lever et à pousser plus loin pour atteindre leurs buts. Nous sommes motivés à l'instant où nous avons quelque chose à accomplir et donc, tu dois sans cesse penser à ton but que tu veux réaliser et je t'assure que tu seras motivé à te lever et à voir tes progrès chaque jour. Se fixer constamment des buts représente le pilier de la réussite. Ce qui fait la différence entre avoir un entraîneur et ne pas en avoir est que l'entraîneur nous fixe des objectifs élevés et garde notre attention sur le fait de se dépasser.

Toujours te fixer des buts élevés, car plus ils sont élevés et plus tu augmentes tes chances d'atteindre tes objectifs. Je ne sais pas pourquoi, mais nous, les humains, avons l'habitude d'être motivés seulement si le but en vaut la peine. Donc, si ton seul but est de perdre 10 livres en 3 mois, augmente-le de beaucoup, sinon tu vas y consacrer peu d'efforts en te disant « j'ai tout mon temps pour atteindre ce but » et donc, après 3 mois, tu n'auras sûrement pas atteint ton objectif, car tu n'étais pas destiné à l'atteindre. Mets-y les efforts et tu vas réussir, sois discipliné, crée-toi une routine idéale, écris-la et suis-la chaque jour jusqu'à ce que tu atteignes ton but et tu vas voir, tu n'auras peut-être pas atteint ton plus grand but, mais tu auras surpassé ton simple but de perdre 10 livres en 3 mois que tu t'étais fixé au départ. Crois-moi, fais-le et tu vas voir par toi-même que j'avais raison.

Chaque fois que tu écris ton but, tu renforces ta croyance que tu vas l'atteindre, car ça devient une routine et cela fait maintenant partie de ce que tu veux accomplir dans ta journée, tes actions vont alors suivre cela.

3.   Tu dois te fixer des objectifs par semaine et par mois.

Les cibles sont la clé pour augmenter ta confiance et ta certitude.

Chaque fois que tu accomplis quelque chose dans la vie, par exemple accomplir tes objectifs, ta confiance va exploser.

Choisis-toi une journée en particulier, comme le dimanche juste avant de commencer ta semaine. Prends ton ordinateur ou une feuille de papier et écris tes objectifs des 3 prochains mois et ensuite, chaque dimanche tu écris ton objectif de la semaine pour réussir à atteindre ton but ultime qui pourrait être quelque chose comme : après 30-60 ou 90 jours je veux peser 30 livres de moins.

4. **Apprendre sans arrêt sur le sujet et sur la manière de cuisiner pour que ça devienne facile et même une seconde nature.**

Je sais que tu te dis sûrement : Alex, je ne lis pas ce livre pour apprendre à cuisiner, je veux perdre du poids et vite. Je comprends tout à fait. Quand j'ai commencé, je ne cuisinais pas ou presque pas, je trouvais pénible de me faire à manger et je n'avais aucune motivation de manger ce que je cuisinais. Donc, je n'obtenais pas assez de résultats (il est très difficile de suivre une alimentation si tu fais juste te servir au hasard dans le frigidaire, car tu finis par manger toujours plus que ce qu'il te faut, d'une manière comparable à manger un sac de croustilles, sauf que là c'est une demi-brique de fromage ou un gros pot de noix, crois-moi énormément de gens font cette erreur.

J'ai finalement décidé de m'instruire sur des recettes de base et en cuisinant régulièrement, j'ai commencé à apprécier ce que je mangeais et à voir des résultats. En cuisinant, ça aide aussi à te garder motivé, car tu es fier des nouvelles recettes que tu manges et qui goûtent super bon plutôt que de manger toujours les mêmes aliments. Voilà une chose que j'aime bien de ce mode de vie, il m'a appris à cuisiner et à varier mon alimentation. Maintenant, j'ai toujours hâte de manger, surtout que ma femme a développé la même passion. Certains jours, lorsque je rentre à la maison, il y a plusieurs sortes de repas et je peux choisir celui que j'ai envie de manger. Tu n'aimerais pas ça, toi, avoir des choix de repas ? En tout cas, moi j'adore ça ! Je te conseille fortement de bien suivre le guide alimentaire inclus à la fin de ce livre, il t'aidera beaucoup pour faire ton épicerie.

Un autre avantage est d'apprendre à cuisiner des recettes qui vont te faire acquérir des connaissances et aptitudes avec pour effet direct de te motiver. Le développement personnel est vraiment quelque chose qui n'a pas de prix. Sentir que tu maîtrises un sujet et que tu sais parfaitement comment l'utiliser va te rendre très confiant en tes chances de réussir et d'atteindre ton but.

5. **Répète, et renforce chacune des étapes ci-dessus.**

Chapitre 3 – Trois choses à savoir à propos du gras

Je commence par te dire que, contrairement aux croyances habituelles qui disent que tu dois perdre du poids pour te mettre en bonne santé, en réalité c'est exactement le contraire, tu dois te mettre en santé pour que ton corps perde du poids ou du gras (car le surpoids est du gras accumulé à travers le corps, les organes, et aussi il entoure les cellules.)

Maintenant que tu sais cela, je vais t'expliquer trois choses importantes que tu dois savoir et qui vont complètement changer ta manière de voir la perte de poids en général.

Voilà donc ma stratégie pour perdre du gras, qui est plus facile et rapide que la technique que tout le monde connaît « s'entraîner et manger moins ». D'abord, pour commencer personne ne réussit vraiment bien à perdre du gras avec la technique « mange moins et fais plus d'exercices », mais ce n'est pas ta faute, l'information qui circule comme une généralité est totalement fausse. Tu as seulement la mauvaise information, donc ne sois pas surpris ou surprise de constater que personne ne réussit vraiment à faire cela. Pour réussir dans la vie, peu importe dans quel domaine, tu dois avoir la bonne information, sinon c'est tout à fait impossible de réussir.

La vérité est que personne ne sait comment brûler du gras correctement. Les gens sont capables de perdre du poids, de l'eau et du muscle, mais personne ne sait rien sur les cellules de gras. Personne n'a trouvé ni indiqué jusqu'à récemment quelle est la raison pourquoi nous accumulons du gras dans le corps et comment ensuite nous pouvons perdre ce gras. Je vais expliquer les VRAIES données liées aux cellules de gras que j'ai apprises du Dr Berg. Si tu veux vraiment les connaître, lis ce livre au complet.

Voilà les 3 choses que tu dois savoir pour comprendre.

1. Les hormones contrôlent le gras (l'entreposer et le brûler.)
2. Pour brûler du gras, tu as besoin d'une enzyme. Cette enzyme s'appelle Lipase et elle est sensible aux hormones. C'est elle qui brise le gras en morceaux (elle le dissout) et elle est déclenchée par une hormone appelée insuline quand

celle-ci diminue. Donc tu vas perdre du gras chaque fois que ton insuline sera basse, car cette enzyme est déclenchée et puis elle brûle le gras. Porte attention à ce que je vais dire, car c'est le plus important pour réussir à perdre du gras.

La chose la plus importante à savoir est que tu dois abaisser ton insuline pour perdre du gras.

3. Maintenant, je vais te parler de certaines manières de baisser l'insuline qui ne sont pas très connues.
   - Ne pas faire de diète faible en gras, quand tu manges des protéines faibles en gras, tu vas automatiquement déclencher l'insuline de manière exponentielle, car le gras est le seul aliment qui ne déclenche pas l'insuline. Donc, plus il y a de gras dans ce que tu manges et plus ton corps ne sera pas porté à monter ton insuline.
   - Tu ne dois pas manger de collations entre les repas, car chaque fois que tu manges, tu augmentes l'insuline, donc tu dois manger le moins fréquemment possible. Je vais en

parler dans le chapitre (jeûne intermittent).

- Les grains entiers ou grains santé ne sont pas du tout santé, car ils contiennent du sucre pur qui va devenir du glucose (sucre dans le sang) plus rapidement que le sucre de table lui-même.
- Éviter les carbohydrates (glucides qui se transforment en sucre très rapidement, je vais en parler plus loin.

Chapitre 4 – Qu'est-ce que le mode de vie cétogène ?

Le but ultime du régime cétogène est de faire en sorte que ton corps convertisse les gras en énergie (cétone) plutôt que d'utiliser les glucoses (sucre) comme énergie, car les cétones sont énormément supérieures en termes de qualité et d'efficacité énergétique. Tu le constateras par toi-même quand tu auras fait ta transition cétogène. C'est vraiment incroyable la première fois que tu vas être en cétose, tu vas te sentir plus réveillé et tu n'auras pas faim du tout entre tes repas. Je te jure, c'est vraiment une sensation incroyable, on dirait qu'un poids géant sur ta tête vient tout juste de tomber. Voilà pourquoi je dis souvent que ce mode de vie fait en sorte que tu deviens plus productif et qu'il t'aide à l'accomplissement de tes buts. Tu es plus en forme, physiquement et mentalement, tu n'as plus de baisses d'énergie dans la journée, tu penses plus clairement et tu perds ton surplus de poids, si tu en as un, bien sûr.

Quand j'ai moi-même atteint la cétose, pour la première fois de toute ma vie je me suis senti capable de décider ce que je mangeais, sans avoir mal au ventre après mon repas, et le mal de tête que j'avais toujours eu a fini par s'arrêter complètement. Un mois après avoir commencé à suivre ce mode de vie, je ne me souvenais déjà plus de mon dernier gros mal de tête. J'ai allongé mes journées et réussi à utiliser mon temps de manière plus optimale. Auparavant, après 20 h, mon corps s'arrêtait, je n'étais tout simplement pas capable de continuer ma journée, je tombais tout à coup « brûlé » de ma journée, que j'aie eu une grosse ou non, c'était toujours pareil. Ma fatigue gâchait ma productivité et mon manque de productivité gâchait ma vie.

Je considère l'alimentation comme un mode de vie et non un régime. La raison est que nous sommes habitués à manger d'une certaine manière parce que c'est la seule façon que nos parents et la société connaissent. Donc, tout le monde apprend à vivre plus ou moins selon les mêmes valeurs en termes d'alimentation et de santé et nous mangeons du pâté chinois, des pâtes, du riz, de la pizza, etc. En réalité, il faut augmenter notre niveau de conscience et réaliser que si on s'informe correctement, cette alimentation a peut-être fonctionné pendant longtemps, mais elle a fait son temps. Nous vivons à une époque énormément polluée et les aliments sont de plus en plus modifiés synthétiquement, la santé est devenue la priorité absolue de tous. Bonne nouvelle ! Il y a le mode de vie cétogène combiné au jeûne intermittent qui, ensemble, sont en train de révolutionner le marché alimentaire, pourquoi ? Parce que c'est littéralement la seule et unique façon de manger santé qui règle le problème de l'insuline, la principale cause de nos inflammations, blessures, maladies, un système immunitaire faible et, hors de tout doute... la prise de gras. Je vous souhaite sincèrement de profiter de ce super mode de vie et j'ai fait de mon mieux dans ce livre pour le rendre le plus simple et accessible possible.

Ce mode de vie, s'il est appliqué à la lettre, va littéralement changer ta vie. Les bienfaits vont aller au-delà de la perte de poids et d'une meilleure énergie. Je n'affirmerais pas quelque chose si je ne l'avais pas vécue moi-même et, dans ce cas, ma vie a changé complètement. Mon but est de permettre à des milliards de personnes d'atteindre leur plus grand but dans la vie grâce à leur niveau de productivité qui va s'améliorer avec une meilleure énergie et une meilleure santé générale.

Chapitre 5 – L'insuline

Qu'est-ce que l'insuline ? L'insuline est une des hormones fondamentales du corps et elle est sécrétée par le pancréas. Elle a plusieurs fonctions, voici les plus importantes :

- Empêche de brûler du gras
- Baisse le niveau de sucre dans le sang
- Absorbe le glucose et nourrit les cellules
- Convertit le glucose (sucre) en gras
- Convertit le glucose en cholestérol
- Convertit le glucose en triglycérides
- Aide à la réparation des muscles
- Améliore l'absorption des acides aminés, vitamines, minéraux et tout ce que l'on consomme
- Retient le sodium
- Fait des réserves de glucose appelé glycogène
- Empêche l'autophagie

Qu'est-ce qui va faire augmenter ton insuline ?

- Les sucres
- Les grains
- Le cortisol
- Les gras trans
- L'huile de soya OGM

- Manger fréquemment
- Protéines faibles en gras
- Trop de protéines
- Les sucres artificiels
- Un surplus de poids
- Une déficience en vitamine D
- Une déficience en potassium
- Des carbohydrates
- MSG
- Les féculents

Comment abaisser l'insuline :

- Diète faible en glucides
- Jeûne intermittent
- Magnésium et potassium
- Le zinc
- Le chromium
- L'exercice
- La vitamine D
- Les oméga 3
- Le vinaigre de cidre de pomme

L'effet de l'insuline sur les muscles :

- Des crampes
- Des palpitations
- Atrophie des muscles
- Inflammation
- Rétention d'eau

- Basse testostérone
- Perte de muscle
- Arythmies

L'effet d'une haute insuline à court terme :

- Augmente l'inflammation
- Diminue la concentration
- Augmente les androgènes
- Faiblesse musculaire
- Haut niveau de cholestérol
- Haut niveau de triglycérides
- Hypertension artérielle
- Rétention du sodium

L'effet d'une haute insuline à long terme :

- Crise cardiaque
- Risque accru de mort
- Alzheimer
- ACV
- Démence
- Inflammation et durcissement des artères
- Foie gras
- Maladies du cœur

Voici une simple précision : l'information sur ces effets de l'insuline est issue des recherches effectuées par le Dr Berg et je ne peux en aucun cas dire que c'est vraiment ce qui arrive, même si j'ai observé la plupart de ces effets sur moi et d'autres personnes. Visite le Web, tu vas voir combien d'informations circulent sur les effets de l'insuline et tu pourras me dire « Alex, tu en as oublié ». Cependant, le fait que j'en ai oublié n'est pas la chose à retenir. J'ai écrit ce livre pour aider les gens à augmenter leur niveau de confiance par rapport à l'insuline et la manière de réussir à la contrôler pour qu'elle puisse jouer son rôle de manière efficace et non destructive. L'insuline est en fait une hormone nécessaire au corps, comme tu as pu le lire un peu plus haut, quand je parle des fonctions. Le problème est que quand nous en avons trop, elle devient toxique pour le corps de plusieurs manières.

Maintenant que tu sais ce que l'insuline peut t'apporter pour aider le corps et le mal qu'elle cause au corps quand nous en avons trop, tu devrais comprendre l'importance de s'occuper de ce problème.

Chapitre 6 – La résistance à l'insuline

La résistance à l'insuline qu'est-ce que c'est ? C'est la condition que tu obtiens quand ton taux de sucre est trop élevé et qu'il déclenche trop et trop souvent ton insuline. Quand l'insuline se trouve en trop haute quantité dans ton corps, elle devient toxique, donc la résistance est un mécanisme de défense qui va tout simplement filtrer l'insuline pour qu'il y en ait moins. Le problème est que ton corps va manquer d'insuline de l'autre côté du filtre de résistance et va alors envoyer un signal au pancréas de créer plus d'insuline et tu vas finir avec 5 à 7 fois plus d'insuline que nécessaire. Tu vas avoir encore plus d'insuline, mais pas assez à certains endroits. Tu vas te retrouver avec deux problèmes : un taux de sucre élevé à des endroits et bas à d'autres, sans compter que l'insuline va endommager ton corps, puisqu'il y en a trop. Cela dit, c'est une situation dévastatrice pour tout le corps.

Voici une liste de symptômes courants de la résistance, à court terme, à l'insuline :

- Perte de cheveux

- Épuisement après les repas
- Surplus de sodium
- Carence en potassium
- Taux d'insuline élevé
- Poids qui ne change pas
- Un foie gras
- De l'acné
- Les nutriments sont moins bien ingérés
- Envie de sucre
- Obésité
- Faim constante
- Insatisfaction après les repas
- Inflammation
- Augmentation de l'acide urique

Quelques symptômes d'un taux d'insuline élevé :

- Maux de tête
- Problèmes de vision
- Faiblesse musculaire
- Acné
- Inflammation des artères
- Foie gras
- Hypoglycémie
- Hyperglycémie
- Fatigue
- Tremblements
- Arthrite

- Obésité

Tout ce à quoi tu peux penser, même l'inflammation qui apparaît (mal de dos, blessures, mal de tête, etc.) vient du problème lié à la résistance à l'insuline. Une trop grande quantité d'insuline autant que pas suffisamment d'insuline va créer une variété de symptômes à n'en plus finir.

La meilleure chose que tu peux faire est d'apprendre à gérer ton insuline. Je ne sais pas si tu as lu mon histoire au début du livre, mais tous mes problèmes et symptômes étaient en fait liés à la résistance à l'insuline.

Les glandes surrénales sont un mécanisme qui va aider à ne pas te retrouver en hypoglycémie, car l'adrénaline et le cortisol sont deux hormones sécrétées par les glandes surrénales qui vont aider à faire augmenter ton niveau de sucre dans le sang pour enlever les effets du faible niveau de sucre dans le sang, causés par la résistance à l'insuline. Le problème est que ces glandes-là vont souvent devenir faibles pour certaines personnes à cause des effets à long terme de l'insuline trop abondante dans le corps. Ces personnes vont alors éprouver de l'hypoglycémie. Les gens qui ont des glandes surrénales en bon état n'auront pas d'effet d'hypoglycémie. Quelques personnes éprouveront plutôt de l'hyperglycémie. Les gens vont très souvent devenir prédiabétiques et diabétiques à cause du problème de la résistance à l'insuline. Ce concept de résistance à l'insuline est très important, car il représente la source d'énormes problèmes de santé, même si c'est un mécanisme de défense, à la base.

SCHÉMA DE LA RÉSISTANCE À L'INSULINE

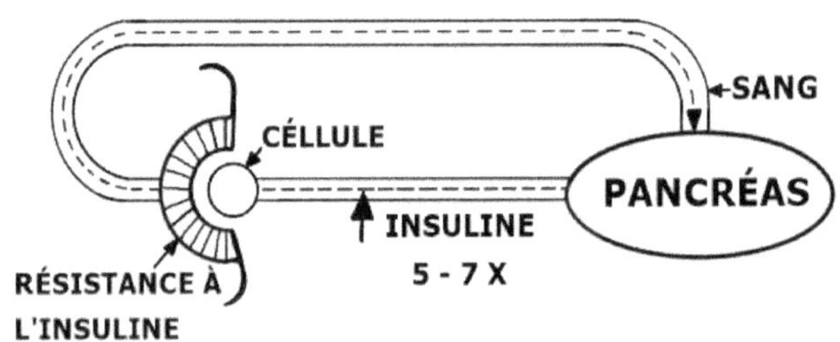

Quelques symptômes fréquents de l'hypoglycémie :

- Faim constante
- Fatigue
- Maux de tête
- Sensation d'avoir froid
- Vision médiocre
- Étourdissements

- Faiblesse
- Mauvaise humeur
- Diminution des fonctions cognitives

Quelques symptômes fréquents de l'hyperglycémie (haut niveau de sucre) :

- Soif
- Baisse de testostérone
- Inflammation
- Fatigue
- Faiblesse
- Urines fréquentes
- Mauvaise humeur
- Vision floue
- Problèmes aux artères, aux reins, aux yeux et aux nerfs
- Yeux et bouche secs
- Rétention d'eau
- Arythmie
- Cancer
- Obésité
- Problèmes liés au cerveau

Ce sont quelques symptômes typiques de l'hypoglycémie et de l'hyperglycémie. Si tu veux en savoir plus, tu peux certainement effectuer des recherches sur le Web.

Chapitre 7 – Les sucres

Voici la liste des substituts de sucre à utiliser dans l'alimentation cétogène :

- Stévia
- Érythritol
- Fruit des moines
- Xylitol

Ils sont tous vendus dans les épiceries traditionnelles ou naturelles et aussi sur Amazon.

La raison pour laquelle ces quatre substituts de sucre sont recommandés est qu'ils ne causeront aucun effet sur l'insuline, sauf le xylitol, qui va légèrement faire augmenter le taux d'insuline, mais à un taux très minime. En passant, ils ont tous un goût différent. Moi je préfère la stévia, car il en existe une multitude de saveurs. Le xylitol est celui qui goûte le plus le sucre de table. Le fruit des moines et l'érythritol sont bons aussi.

J'utilise ces sucres dans tous mes desserts et ils sont vraiment bons, je n'ai aucunement l'impression de me priver, au contraire. Je n'ai jamais été capable de manger autant de desserts de ma vie et en autant de variétés, car ces sucres ne te rendent pas fatigué après les avoir ingurgités et ton insuline ne va pas augmenter, à moins que tu manges un gâteau au complet, car c'est sûr que tu vas te sentir fatigué en ayant ingéré autant de gras, de protéines et de carbohydrates.

Dans le prochain chapitre, je vais parler des quantités d'aliments à consommer au quotidien. Il ne faut pas confondre devenir en santé et devenir Hercule !

Les mauvais sucres pour l'alimentation cétogène

- Glucose
- Sucre de table
- Sucre brun
- Maltitol
- Maltodextrine
- Fructose
- Stévia brute
- Sucralose
- Dextrine
- Dextrose
- Miel
- Sucre de canne
- Nectar d'agave

Ce sont les principaux sucres à ne pas consommer. J'ai décidé de limiter ma liste à ceux que je vois le plus fréquemment dans les aliments de tous les jours. De toute façon, en connaissant ceux qui sont recommandés, vous n'avez pas à vous soucier de ceux qui se trouvent dans la liste à ne pas consommer.

Il existe une charte, soit l'indice de glycémie des aliments, y compris les sucres. Vous pouvez l'utiliser si vous voulez connaître les aliments qui vont donner beaucoup ou pas beaucoup d'effet sur le taux de sucre dans le sang. Plus le chiffre est bas et moins il causera d'effets. Personnellement, j'ai consulté cette charte peut-être deux ou trois fois seulement. Quand tu manges les aliments recommandés par l'alimentation cétogène du Dr Berg, tu n'as pas besoin de vérifier cet indice, sauf pour s'instruire, et c'est justement la raison pour laquelle je l'ai lue quelques fois. Tu peux la trouver très facilement sur Internet.

Chapitre 8 – Les quantités à consommer

Regarde ce schéma pendant que je t'explique les quantités.

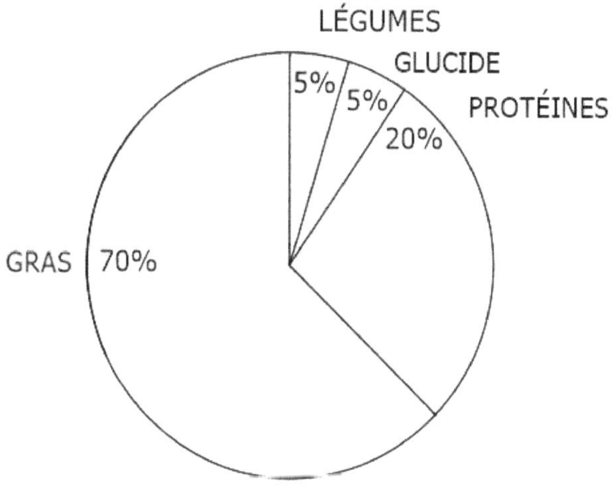

Tu dois manger 7-10 tasses de légumes par jour, ce qui équivaut à 5 %, en priorisant les légumes verts et feuillus comme le brocoli, le chou kale et le chou-fleur, car ils sont très bons pour détoxifier ton corps et sont énormément riches en minéraux. Par contre, ça ne t'empêche pas de manger d'autres sortes de légumes; la meilleure chose à faire est justement de manger une bonne variété de légumes, puisqu'ils contiennent tous différents minéraux et vitamines.

Les carbohydrates représentent 5 % de l'alimentation, comme les noix, les graines, le fromage et les petits fruits. L'important est de ne pas trop en manger. Il faut consommer de 20 à 50 grammes de carbohydrates par jour pour rester dans la cétose. Comment savoir si tu dois manger 20 ou 50 grammes de carbohydrates ? Cela dépend principalement de la vitesse à laquelle tu veux perdre du poids et de l'état de ton métabolisme. Moins tu vas prendre de carbohydrates et plus tu vas perdre de poids rapidement. Normalement, un jeune de 18 ans a un métabolisme rapide et en mangeant 50 grammes de carbohydrates, tout va bien aller.

Tu dois manger 3 à 6 oz de protéines par repas et, si tu as un métabolisme très rapide ou que tu fais de l'exercice assez intensément, il y a de grandes chances que tu doives en consommer jusqu'à 8 oz par repas, mais ne mange surtout pas plus de 6 oz par repas si tu n'en as pas besoin, sinon les protéines se transformeront en sucre dans ton sang. Ainsi, tu augmentes l'insuline et peut-être même que cela va t'éloigner de la cétose. La paume de ta main est environ ce dont tu as besoin en termes de protéines par repas.

Il faut 70 % de gras par jour, mais c'est beaucoup plus facile d'en ingurgiter que l'on pourrait le penser. Le gras qui se trouve dans les viandes, les œufs, l'huile, le beurre et les noix vont t'apporter facilement 70 % par jour, car il y a beaucoup de gras dans tous les aliments, par exemple dans les protéines.

Un truc pour te satisfaire en gras après ou pendant un repas est d'ajouter un peu de fromage, de graines ou de noix. L'important est simplement de ne pas abuser, surtout des noix, car elles sont plus difficiles à digérer pour certaines personnes et vont alors créer des ballonnements et arrêter la perte de poids.

Tu as bien compris, manger trop de gras empêche ta perte de poids, mais si tu n'en manges pas assez, tu vas manquer d'énergie (des cétones). Alors, apprends à écouter ton corps et ton succès sera rapide, facile et plaisant.

Petit truc : plus ton corps sera en cétose depuis longtemps, moins il aura besoin de gras pour perdre du poids, car il va brûler le gras fourni avec efficacité et n'aura plus besoin de ton surplus de gras pour se nourrir. Le guide alimentaire cétogène à la fin du livre vous apprendra quoi manger plus en détail.

Remarque : Les calories sont importantes, mais nous ne voulons pas compter les calories, nous voulons concentrer notre attention sur la quantité de gras, de carbohydrates, de légumes et de protéines. En effectuant cette méthode, nous allons avoir des résultats et en même temps obtenir assez de calories pour nourrir suffisamment le corps, en réalité à partir de 900 calories par jour notre corps en a suffisamment pour combler ses besoins. Je peux dire que tu vas en manger plus que ça avec ce régime alimentaire, car même si tu manges une seule fois par jour cela devrait donner environ 1 200 calories. Mais si tu portes ton attention sur les calories, je ne garantis pas que tu obtiendras les résultats attendus.

Chapitre 9 – L'importance des électrolytes

Tu as besoin de tous les électrolytes, car le corps s'alimente de ces minéraux pour nourrir les cellules d'énergie qui, à leur tour, te fournissent de l'énergie. C'est ce qui maintient l'hydratation dans le corps. Si tu te sens déshydraté, c'est parce que tu manques d'électrolytes, contrairement à la croyance populaire qui dit que l'eau hydrate et que tu dois en boire 2 litres par jour. Cette croyance est totalement fausse, car le corps n'est pas constitué d'eau, aucunement (0 %); il est constitué de différents fluides comme l'urine, le sang et d'autres fluides qui ont des noms à dormir debout. Tous les liquides sans exception sont faits d'électrolytes (ce sont des minéraux, comme le sodium, le potassium, le calcium, le magnésium et beaucoup d'autres). En fait, plus tu bois d'eau et plus tu vas être déshydraté. Pourquoi ? Parce que l'eau dilue les électrolytes et va les éliminer du corps à travers l'urine. Il y a une condition où les gens meurent à cause de cela : ils ont fait sortir tous les électrolytes de leur corps et les cellules vont gonfler, leur cerveau va gonfler et… tu peux imaginer la suite.

Alors, comment savoir si je dois boire plus d'eau ? Ce n'est pas compliqué, il faut simplement utiliser ta propre perception de ton corps, donc quand tu ressens la soif tu bois de l'eau.

Personnellement, j'ajoute des électrolytes ou du citron dans chacun de mes verres d'eau pour apporter de l'énergie à mon corps à la place de le déshydrater avec seulement de l'eau sans minéraux.

L'eau avec du citron va te donner la vitamine C dont tu as besoin dans ta journée, elle est aussi antifatigue, antivaricose et elle aide les artères, car les crises de cœur viennent d'un manque de vitamine C. De plus, les citrons vont dissoudre l'oxalate qui se trouve dans beaucoup d'aliments santé comme les épinards, le brocoli et bien d'autres. L'oxalate en grande quantité, mélangé avec beaucoup de calcium peut créer des pierres aux reins, alors que le citrate des limes ou des citrons va te protéger contre cela. En procédant ainsi, tu vas pouvoir continuer à manger des aliments riches en oxalate.

Consommer de la levure alimentaire aide énormément à activer les minéraux dans ton corps, c'est un complexe de vitamine B naturelle, en flocons, et c'est bien plus efficace que les vitamines synthétiques.

Chapitre 10 – Le jeûne intermittent

Qu'est-ce que le jeûne intermittent : c'est le fait de manger à une certaine fréquence et non sans arrêt comme dans le régime américain le plus connu, qui consiste à manger des repas et collations en tout temps. La chose la plus importante à se rappeler à propos du jeûne intermittent est que si tu n'as pas faim, tu ne manges pas et tu obtiendras le maximum de résultats.

Nous utilisons le jeûne intermittent en même temps que le régime cétogène, car les deux contribuent à guérir la résistance à l'insuline et donc nous doublons la vitesse de résultats et les bienfaits.

Voici quelques avantages du jeûne intermittents :

- Tu vas manger beaucoup moins et donc épargner énormément d'argent (200 $ à 300 $ minimum par mois) et ainsi pouvoir te payer des aliments de meilleure qualité pour ton régime cétogène
- Antivieillissement

- Réparation des protéines
- Nettoyage de ton corps au complet
- Prise de masse musculaire
- Augmentation incroyable de l'hormone de croissance humaine
- Diminution de l'inflammation
- Meilleur système immunitaire

La manière dont tu dois commencer le jeûne intermittent est d'arrêter de manger 6 repas et, dès le premier jour, de manger seulement au déjeuner, au dîner et au souper, mais aucune collation entre les repas, car chaque fois que tu manges cela fait augmenter l'insuline. Le but du jeûne intermittent est de limiter le nombre de fois que tu vas augmenter l'insuline et aussi permettre à ton corps de digérer et d'absorber les nutriments entre les repas.

Aussitôt que tu vas manger 3 repas par jour et que tu vas diminuer tes carbohydrates en dessous de 50 grammes par jour, tu vas te trouver en cétose. Pour réussir la transition le plus rapidement possible sans être fatigué par la baisse en nutriments, il faut consommer de la levure alimentaire quotidiennement et des électrolytes chaque jour. Les gens sont souvent énormément en déficit de minéraux et vitamines, donc il faut consommer ces électrolytes et la levure alimentaire, car une de leurs fonctions est d'aider le corps à absorber les électrolytes.

La clé, quand on passe d'un repas à l'autre, consiste à ne pas se retrouver affamé. Si tu as vraiment de la difficulté à passer d'un repas à l'autre, nous saurons alors que le niveau de sucre dans le sang est énorme et qu'il y a de la résistance à l'insuline. La solution à cela est de manger plus de gras à la fin du repas précédent. Par expérience, je peux affirmer que cela fonctionne toujours.

Je conseille un verre d'eau mélangé à du vinaigre de cidre de pomme avec du citron contre la fatigue, pour aider la digestion et pour contrôler la résistance à l'insuline, ce qui permettra de réussir à jeûner beaucoup plus longtemps. C'est une très bonne habitude à adopter, en passant. Moi, je me prépare un grand verre d'eau dans lequel j'ajoute une cuillère à soupe de vinaigre de cidre de pomme, le jus d'un demi-citron pressé, et j'ajoute un peu de sel de l'Himalaya (excellents minéraux.)

Un autre truc : si tu as beaucoup de ballonnements et te sens vraiment comblé rendu à l'autre repas, c'est parce que tu as mangé trop de gras. Cette alimentation est vraiment une habitude à prendre et il faut savoir ce dont ton corps a besoin et en quelle quantité. Quand tu deviens capable de savoir cela, tout devient hyper simple. Ce n'est pas mieux de trop manger de gras, car tu vas en quelque sorte détruire ta vésicule biliaire. Par exemple, si tu manges trop de noix cela représente trop de gras.

La façon de procéder est de manger 3 repas par jour jusqu'à ce que tu te sentes super confortable à ne pas prendre de collation. Ensuite, tu vas pousser graduellement ton déjeuner vers le dîner jusqu'à ce que tu n'aies plus de déjeuner. La donnée à se rappeler est : si tu n'as pas faim, ne mange pas. Si tu déjeunes, c'est officiel que tu vas avoir faim dans la matinée et, au moment où tu manges, ton insuline va augmenter, ton niveau de sucre va baisser et, à ce moment, tu auras besoin de manger plus pour te satisfaire. Pendant que tu jeûnes, ton corps se nourrit de gras pour faire les cétones.

Changer graduellement de 3 à 2 repas quotidiens va faire en sorte que tu éviteras d'avoir faim entre les repas.

Pour passer à 1 repas par jour, tu vas procéder de la même manière. Tu vas graduellement pousser ton dîner jusqu'à ton souper. Tu n'es pas obligé de manger 1 repas par jour. Plus tu jeûnes longtemps et plus tu vas perdre du gras rapidement.

Je conseille à tout le monde d'essayer au moins de jeûner 18 heures de suite, donc 2 repas : le dîner à 12 h et le souper à 18 h, par exemple. Tes bienfaits en perte de poids et ta santé vont incroyablement augmenter.

Le but ultime est de pouvoir changer entre 1-2-3 repas par jour à volonté sans avoir faim entre les repas et seulement écouter ton corps. Donc, manger quand tu as faim, boire quand tu as soif. Moi, certaines journées, je prends 2 repas et d'autres, 3 repas. Je m'entraîne et je veux prendre de la masse musculaire, alors pour moi c'est ce qui fonctionne le mieux et je peux dire qu'à 2 repas par jour je me sens incroyablement énergique. Tu dois absolument te rendre à 2 repas par jour au moins, ensuite ce sera à toi de décider si tu veux manger 1 seul repas par jour. J'ai vu énormément de gens manger 1 repas par jour et être très contents des bienfaits en termes de perte de poids, de gain d'énergie et de santé; alors, n'aie pas peur d'essayer.

Ne te concentre pas sur ton poids, mais plutôt sur tes mesures. Pose le ruban à mesurer juste en haut du nombril pour mesurer. Quand tu seras bien habitué au jeûne intermittent et au régime cétogène, ton poids ne variera pas nécessairement beaucoup à certains moments, pour diverses raisons. Une de ces raisons est que tu te fais des muscles et tu perds du gras en même temps, alors tu ne vas pas voir de changement sur la balance, mais plutôt dans tes mesures. Tes muscles pèsent tout simplement plus que le gras, alors ta perte de gras ne sera pas visible sur la balance à certains moments.

Chapitre 11 – L'autophagie

L'autophagie devrait être ton objectif si tu veux retrouver la santé ou guérir tes blessures et maladies chroniques.

Qu'est-ce que l'autophagie ? C'est un état où ton corps se retrouve quand il est en jeûne depuis environ 18 heures de suite.

Pendant cet état, ton corps se met à recycler les vieilles protéines et graisses endommagées ou mortes dans les cellules. Cet état est vraiment remarquable et n'importe qui devrait voir ses bienfaits au moins pendant un certain temps. C'est comparable à l'entraînement : tu imposes du stress à ton corps en l'entraînant et après, il se répare et améliore ses muscles. C'est pareil pour l'autophagie, tu amènes ton corps à un état de stress avec le jeûne et ensuite il se nettoie, se recycle et se répare. Tout ce qui est recyclé est utilisé pour refaire des tissus cérébraux, des neurones et pour en produire de l'énergie.

Donc je recommande à toutes les personnes qui ont des maladies chroniques d'atteindre l'autophagie, car cela va littéralement changer votre vie comme la mienne a été transformée.

C'est seulement à partir du moment où je me suis mis à jeûner 18 heures par jour que toutes mes blessures chroniques, mes douleurs et mes maux ont disparu et ne sont jamais revenus. Maintenant, je jeûne 18 heures seulement de temps en temps, mais les bienfaits continuent de croître et les anciens sont restés. Si je peux donner un conseil, ce serait celui d'atteindre l'autophagie en plus de suivre le régime cétogène, comme décrit dans ce livre, et tu vas atteindre la super santé dont je parle.

Voilà certains bienfaits : protection du système immunitaire et des neurones, bienfait pour le cœur, antivieillissement et surtout nettoyage ou élimination des microbes, virus, bactéries et bien d'autres, pour ainsi se protéger.

Chapitre 12 – Les liquides

Voici une liste des liquides que tu peux boire pendant un jeûne :

- Le thé est 100 % correct, car il ne contient pas beaucoup de caféine (la caféine est susceptible de créer de l'insuline, s'il y en a en trop grande quantité.
- Le café est bon pour perdre du gras, car la caféine stimule l'adrénaline qui aide à brûler du gras, mais d'un autre côté, la caféine stimule l'insuline. Alors, je te conseille un café par jour et tu n'auras aucun mauvais effet.
- L'eau et l'eau pétillante peuvent être bues n'importe quand, mais je suggère avec des électrolytes, car plus tu bois d'eau, plus tu vas perdre les minéraux de ton corps et tu en as énormément besoin pour te sentir énergique.
- Le vinaigre de cidre de pomme est super bon et recommandé pour réguler le taux de sucre sanguin et il améliore la digestion
- De l'eau avec du citron fraîchement pressé va enlever l'acidité et aussi aider

à ce que tu ne sois pas fatigué, grâce à
la grande quantité de vitamine C.

Chapitre 13 – Les effets indésirables et remèdes efficaces

Fatigue = Prendre plus d'électrolytes et de levure alimentaire.

Nausées = Manger plus de légumes et moins de gras.

Ballonnements = Manger plus de légumes et moins de gras.

Gaz = Ajouter du vinaigre de cidre de pomme.

Crampe aux jambes = Manque de potassium.

Mal de tête = Manger plus de gras et plus de légumes verts.

Perte de cheveux = Ajouter du sélénium, du zinc, de la biotine ou un complexe de traces minérales.

Manque de sommeil = Trop d'énergie, voilà ce que le mode de vie cétogène t'apporte. Donc, tu dois soit dormir moins longtemps ou faire des exercices. Voilà la bonne nouvelle de suivre le mode Keto : tu as moins besoin d'heures de sommeil, alors tu as plus de temps pour faire les choses que tu veux accomplir.

Constipation = Manger moins de fromage, un peu moins de légumes verts.

Sensation de froid = Tu dois prendre de l'iodine le matin.

Chapitre 14 – Les erreurs qui vont limiter les progrès

Voici une courte liste des principales erreurs à ne pas commettre pour obtenir le maximum de résultats le plus rapidement possible :

- Manger des collations entre les repas
- Ne pas manger plus de 3 à 6 oz de protéines par repas
- Ne pas manger plus de 7 à 10 tasses de légumes par jour
- Ne pas prendre de citron en même temps que les épinards et le chou kale
- Mettre trop l'accent sur le poids et non sur la perte de taille
- Ne pas consommer d'électrolytes et de levure alimentaire
- Ne pas regarder les ingrédients dans les aliments que l'on achète
- Effectuer le programme à moitié
- Se concentrer sur les calories plutôt que sur le fait de diminuer les carbohydrates, augmenter les légumes et manger des protéines en quantités modérées.
- Penser que le régime cétogène concerne seulement le gras, tandis que

c'est surtout axé sur la diminution du nombre de carbohydrates en dessous de 50 g par jour.

Remarque : Si tu veux devenir vraiment habile avec cette alimentation, il va falloir apprendre à regarder les ingrédients dans les aliments que tu achètes, car il y a souvent des sortes de sucre ajoutées, comme le dextrose, ou même d'autres aliments comme du maïs, des pommes de terre, etc. qui vont te faire sortir de la cétose.

Chapitre 15 – Accélérer la transition au mode de vie cétogène

Ce court chapitre est un simple guide des nutriments à utiliser pour faciliter la transition au mode de vie cétogène plus rapidement. Suis ces conseils et je te garantis que la transition va se faire rapidement et en douceur.

- Combiner le jeûne intermittent à l'alimentation cétogène comme expliqué dans les chapitres ci-dessus.
- Boire un grand verre d'eau contenant une demi-cuillère d'électrolytes à la stévia, mélangée à 1 demi-citron, 1 cuillère à soupe de vinaigre de cidre de pomme, ¼ de cuillère à thé de sel rose de l'Himalaya. Cette boisson peut vraiment aider pour augmenter l'énergie, doser l'insuline et bien plus.
- S'assurer de manger assez de gras et de légumes verts.
- Prendre 1 cuillère à soupe de levure alimentaire non fortifiée par jour.
- Pour accélérer la perte de poids, faire un jeûne de 1 repas par jour (seulement manger au souper.)

- Ne pas oublier de prendre des électrolytes chaque jour.
- Si la perte de poids n'est pas assez rapide et durant la cétose, peut-être que tu manges trop de gras.

Chapitre 16 – Les aliments clés pour réussir

Le **citron** et ses bienfaits : ils contiennent beaucoup de vitamine C. Deux citrons par jour vont fournir toute la vitamine C nécessaire pour une journée.

Qu'est-ce qu'on peut éviter avec la vitamine C ?

- Saignement des gencives
- Fatigue
- Veines-araignées
- Perte de collagène
- Saignement de nez
- Ecchymoses
- Microhémorragie

Tu peux obtenir de la vitamine C à partir de légumes ou de citrons. Mélange les citrons dans l'eau et consomme-les au moins une fois par jour.

Le **chou kale** et ses bienfaits :

1. Très faible en oxalates (ceux-ci se transforment en calculs rénaux).

2. Riche en protéines inhabituelles (les 9 acides aminés essentiels et non essentiels).
3. Plus d'acides gras oméga 3 que d'acides gras oméga 6, donc très anti-inflammatoires.
4. Plus de calcium biodisponible que le lait, par calorie.
5. Lutéine pour les yeux.
6. Prébiotique – pour nourrir vos microbes.
7. A la capacité de se désintoxiquer au niveau génétique.

Les électrolytes dont vous avez besoin :

- Potassium
- Magnésium
- Calcium
- Sodium
- Phosphore
- Chlorure

* Le potassium est nécessaire en grande quantité dans le corps et ce dernier ne le retient pas très bien, donc c'est une bonne raison d'en consommer beaucoup. Nous avons besoin de 4700 à 6000 mg de potassium par jour.

Le manque d'électrolytes peut causer de la constipation, des crampes musculaires et de la fatigue.

Le sel de l'Himalaya : Le sel rose de l'Himalaya est en fait très différent du sel de mer standard. Voici pourquoi : bien que le sel de l'Himalaya et le sel de mer contiennent des oligo-éléments, le sel de mer contient également des microplastiques. Une étude a révélé que 90 % des produits de sel de mer contenaient de petites quantités de plastique.

Cependant, le sel de l'Himalaya ne contient aucun microplastique. Pourquoi ? Parce que ce sel provient d'une ancienne mer qui existait avant les humains et la pollution.

Les microplastiques peuvent créer beaucoup d'inflammation dans le corps, car ils agissent comme des perturbateurs endocriniens. Les microplastiques mettent également 500 ans à se décomposer.

N'utilisez pas de sel de mer, sauf s'il s'agit de sel de mer celtique.

Vous avez besoin d'environ 1 à 2 cuillères à thé de sel par jour. Cela dépend de votre niveau d'activité. Si vous transpirez beaucoup, cela peut augmenter vos besoins en sodium.

Si vous êtes en cétose, vous avez besoin d'un minimum de 1 cuillère à café de sel par jour. En effet, lorsque vous perdez de la graisse, vous perdez également du poids en eau et des électrolytes. Le sel est donc un électrolyte vital.

Quelques avantages incroyables de **l'huile de noix de coco** :

1. Contient des MCT – L'huile de coco contient des triglycérides à chaîne moyenne, qui sont étonnants pour favoriser le brûlement des graisses. Les MCT vous aideront à améliorer votre énergie très rapidement.
2. Aide à la cétose – L'huile de coco est étonnante pour favoriser la cétose, ce qui est la meilleure chose pour perdre du poids et soutenir un corps sain. Les cétones sont la source de carburant préférée de votre corps par rapport au glucose. Si vous êtes en cétose, assurez-vous d'ajouter de l'huile de coco à votre alimentation.

3. Aide au cholestérol – La consommation d'huile de noix de coco soutient des niveaux de cholestérol sains.
4. Acide laurique - L'acide laurique de cette huile est la raison pour laquelle cela vous aide à maigrir.

En prime – Le cholestérol fournit des composés incroyables pour vos cheveux et votre peau.

Les avantages potentiels pour la santé de **l'huile d'olive** (extra vierge) :

- C'est un puissant anti-inflammatoire.
- C'est anti-cancer.
- Il contient de la vitamine E.
- Il soutient un cœur sain, des artères robustes et une bonne glycémie.

Les avantages du **beurre** :

1. Riche en vitamine A, D, E, F, K_2
2. CLA (acide linoléique conjugué) – idéal pour le système cardiovasculaire et la perte de poids
3. Acide gras oméga 3/oméga 6
4. MCT – triglycérides à chaîne moyenne
5. L'acide laurique contenu dans le beurre est la raison pour laquelle le beurre peut

vous rendre maigre. C'est bon pour la perte de poids et le métabolisme.

L'avocat : Il est très riche en potassium et très gras, donc l'aliment le plus utilisé dans l'alimentation cétogène.

La levure alimentaire : C'est un complexe de vitamine B naturelle et beaucoup plus efficace que les vitamines synthétiques. Une très bonne fonction est qu'elle va te permettre de mieux dormir, va diminuer le stress et t'aider énormément à absorber tes électrolytes.

Huile de foie de morue/poisson gras : Pour bénéficier des oméga 3 qui sont anti-inflammatoires et aident aussi énormément le système immunitaire, prendre de l'huile de foie de morue ou des poissons gras.

Chapitre 17 – Exercices

Les bienfaits de l'entraînement : 85 % de ta perte de poids va être dû à ton alimentation et 15 % à l'exercice. Donc ce n'est pas nécessaire de s'entraîner, mais ça aide beaucoup. Il y a de nombreux bienfaits à s'entraîner, par exemple, cela va réduire le stress, te mettre en forme, tu vas gagner de la masse musculaire et ça aide la résistance à l'insuline. Donc tu n'es pas obligé, mais si tu veux vraiment t'entraîner ce sera encore mieux que de ne pas t'entraîner.

Je suggère d'être adapté au programme environ 1 mois avant de commencer, car si tu commences et que ton corps n'est pas habitué à jeûner et à s'entraîner, tu vas te sentir faible. Cependant, dès que tu es habitué à jeûner, tu peux t'entraîner soit juste avant le déjeuner, entre ton dîner et ton souper. Le meilleur selon moi, c'est après le souper, car tu viens de faire le plein d'énergie et tu vas donc performer énormément à l'entraînement. Surtout qu'il est prouvé que l'on récupère mieux de l'entraînement le soir.

Je veux te parler de mon expérience personnelle en entraînement avant cétogène et depuis cétogène. J'ai énormément acquis de l'endurance et de la force depuis que je suis cétogène. Et le point le plus remarquable est que je récupère vraiment vite contrairement à avant le moment où j'ai commencé à suivre le programme cétogène.

Pour tous ceux qui sont sceptiques quant au fait de s'entraîner pendant le jeûne intermittent et l'alimentation cétogène, c'est parce qu'ils ne savent pas de quoi ils parlent, surtout que ce mode de vie n'est pas le régime faible en carbohydrates qui fait que tu as moins d'énergie pour t'entraîner. Tu as les cétones et aussi tes réserves de glycogène (groupe de glucose) pour l'entraînement, ce qui va donc encore plus t'aider à perdre du gras, car tu te débarrasses du surplus de sucre dans ton corps. Un autre bienfait est que tu vas pouvoir mieux dormir et devenir plus énergique, puisque ça aide à stabiliser le taux de sucre dans le sang. Donc je recommande à tout le monde de faire de l'exercice.

La plus grande raison pour laquelle tu ne vois pas de progrès dans tes entraînements est ton sommeil. Tu dois dormir plus longtemps ou dormir des heures de bonne qualité, 7 à 8 heures de bonne qualité sont nécessaires.

Si j'étais à ta place, je m'entraînerais 15 à 30 minutes par jour et de 5 à 7 jours par semaine. La raison est que tu gardes ton corps actif et, en même temps, tu te crées une discipline pour laquelle tu vas pouvoir être fier. Ton sommeil sera bien meilleur, car les cétones te donnent tellement d'énergie que tu auras peut-être de la difficulté à t'endormir si tu ne brûles pas un peu d'énergie. Personnellement, il n'a jamais été aussi plaisant, bénéfique, et facile de m'entraîner que depuis que j'ai intégré ce mode de vie. Énormément d'athlètes utilisent le jeûne intermittent et aussi l'alimentation cétogène pour performer mieux, alors essayez-le.

Chapitre 18 – Foire aux questions

Alcool : Pas bon du tout, ça va détruire le foie, t'enlever de la cétose, créer des carences en vitamines, donc ce n'est pas bon.

BCAA : Pas nécessaire pour prendre du muscle, la levure alimentaire et les électrolytes vont être bien meilleurs pour construire les muscles et les réparer en plus que le jeûne intermittent et le régime cétogène aident énormément et même à augmenter l'hormone de croissance humaine.

Produits laitiers : Ne pas manger de yogourt, de kéfir ni boire du lait, car leur contenu en sucre est élevé. Le fromage est bon, mais encore meilleur non modifié.

Suppléments : Le moins possible d'aliments synthétiques, les protéines ne sont pas toutes bonnes, car soit elles contiennent plein de sucre, par exemple le (Weight gainer) ou basses en gras (les isolats de protéines) et donc, dans les deux cas ton insuline va monter en flèche.

Femme enceinte : oui, elle peut devenir cétogène, mais on recommande de manger 3 repas par jour, sans collations.

Des allergies : Réussir en ayant des allergies est plus complexe. Tu dois tester un produit à la fois pour voir s'il cause une réaction.

Recommencer les carbohydrates : Après avoir atteint les objectifs de perte de poids, si tu recommences les carbohydrates, tu vas te retirer de la cétose. Puisque tu as atteint ton résultat, tu fais ce que tu veux, si tu ne veux pas continuer à rester cétogène et devenir toujours plus en santé chaque jour, c'est ton choix. Tu peux aussi choisir de faire des phases cétogènes et non cétogènes, tu vas prendre un peu de poids, puis le perdre et ainsi de suite. Moi, j'en fais un style de vie (le régime cétogène), mais ça dépend de toi.

Allaitement : oui, les femmes qui allaitent peuvent être cétogènes, en mangeant plus de gras et de la levure alimentaire pour avoir beaucoup de vitamine B. C'est très bon de faire le régime cétogène et le jeûne intermittent en allaitant, de la même manière que les femmes enceintes.

Pas de cétones : Si tu regardes dans ton urine et pour voir s'il y a des cétones, mais qu'il n'y en as pas, c'est que quand ton corps en produit depuis longtemps et qu'il s'est pleinement adapté en cétose, ton corps les brûle toutes pour en créer de l'énergie, il n'en gaspille plus à travers l'urine. Donc, ne perds pas ton temps avec le test d'urine.

Maintenir son poids : La chose à retenir est que si tu veux le maintenir, tu dois juste ajouter plus de gras dans ton alimentation.

Diabète sous médication : Pas de problème à faire le régime cétogène, mais reste en communication avec ton docteur et ton coach cétogène, car en diminuant ton niveau de sucre ton besoin de médication va diminuer aussi et s'il ne descend pas, tu vas finir avec un taux de sucre trop bas (hypoglycémie). Donc, essaie de trouver un docteur qui est ouvert à changer tes prescriptions si tu progresses.

Noix : Elles sont difficiles à digérer et irritent la vésicule biliaire pour certaines personnes (pas tout le monde.) Cela va aussi causer des ballonnements, si tu en manges trop.

Cétones exogènes : Pas recommandés, car ils te mettent en état de cétose artificielle, tu ne vas pas perdre de poids et les cétones se retrouveront à travers ton urine, donc perte d'argent.

Voyager : ce qui est bien est que tu n'as plus besoin de manger en tout temps grâce au jeûne intermittent, alors tu économises beaucoup de temps et d'argent en voyage.

Impulsion de manger : Prendre de la levure alimentaire et des électrolytes va vraiment éviter ce problème, bien dormir et faire de l'exercice va aussi aider.

Café : Un par jour, le problème du café est que la caféine épuise le potassium du corps, car cela stimule l'adrénaline qui fait perdre du potassium. Et donc, prends plus de potassium si tu bois beaucoup de café.

Le thé vert : Super bon, c'est anti-inflammatoire, anti-cancer, aide le taux de sucre dans le sang, améliore l'endurance.

Diabétique : Je conseille fortement le programme du mode de vie cétogène que j'explique, car il traite directement l'insuline, alors fais le test et tu vas rapidement voir une amélioration. Et peut-être que, comme moi, tu n'auras plus aucun problème et cela va changer ta vie.

Journée de triche : Pour obtenir de bons résultats, il n'y a pas de journée de triche.

Restaurant : À éviter, car on ne sait pas s'il y a des ingrédients chimiques dans les aliments.

***Bullet-proof* café:** Oui, c'est bon, mais si tu te mets à arrêter de perdre du poids, arrête d'ajouter du gras et mets une petite crème seulement.

En prime – Guide des aliments à utiliser

Carbohydrates: Artichauts, noix, graines, baies (bleuets, mûres, fraises et framboises), houmous, betteraves, oignons, olives, avocats, citrons, limes.

Épices : Cannelle, piment de Cayenne, persil, basilic, origan, coriandre, tabasco, sel de l'Himalaya, poivre, poudre d'ail, poudre d'oignon, feuilles de laurier, paprika.

Ingrédients pour recette : Farine d'amande, farine de noix de coco, gomme de guar, gomme de xanthane, psyllium husk, poudre à pâte, poudre de cacao.

Les sucres : erythritol, stévia, fruit des moines, xylitol.

Les liquides : lait d'amande non sucré, lait de noix de coco non sucré, bouillon d'os, eau, vinaigre de cidre de pomme, café (ne pas abuser), thé vert, tisane, eau pétillante.

Légumes : Persil, kale, zucchini, concombre, chou de Bruxelles, brocoli, laitue, champignon, poivron, céleri, chou-fleur, ail, radis, asperge, épinard, fève, aubergine, fève germée.

Les gras : huile d'avocat, huile d'olive, beurre, mayonnaise, crème de toutes les sortes, crème sure, huile de noix de coco, lait de noix de coco, beurre d'arachide non sucré, beurre d'amande non sucré.

Produits laitiers : Crème, tous les fromages, si vous voulez vraiment être plus stricte, ne prenez pas de fromage modifié.

Les protéines : Bacon, poulet, œufs, poissons de toutes sortes, viande hachée, dinde, porc de toutes coupes, bœuf de toutes coupes, crevettes, foie, agneau, fruits de mer.

Note : Toutes les viandes sont bonnes, mais il faut s'assurer qu'il n'y ait pas de sucre dans les ingrédients, je ne parle pas de la valeur nutritive, mais plutôt des ingrédients.

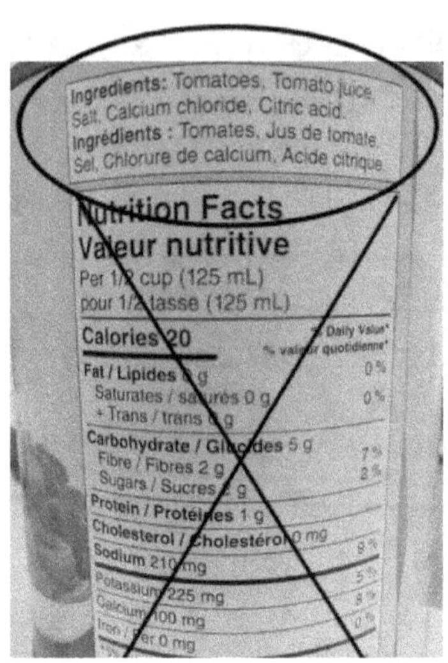

Prime : liste des aliments à ne pas manger :

- Maïs
- Haricots/légumineuses
- Grains
- Beans
- Pomme de terre
- Fruits
- Riz
- Sucres
- Soya
- Huile de canola
- Huiles végétales
- Aliment OGM
- Moins possible d'aliments faibles en gras

- Gras hydrogéné et gras trans
- Viande transformée
- Alcool
- Soda
- Jus
- Aliments faibles ou maigres en gras

Note : Je tiens à remercier le Dr Berg pour les informations qu'il m'a données m'ayant permis en partie d'écrire ce livre.

Glossaire

Acide linolénique : Un oméga 6, gras essentiel au corps.

Acide urique : Substance chimique présente dans le sang, produite par la dégradation des acides nucléiques et qui s'élimine par les urines. Elle peut créer de l'arthrite.

Adrénaline : Hormone sécrétée par les glandes surrénales, qui accélère le rythme cardiaque, augmente la pression artérielle et dilate les bronches.

Alzheimer : Une maladie neurodégénérative (atteinte cérébrale progressive conduisant à la mort neuronale) caractérisée par une perte progressive de la mémoire et de certaines fonctions intellectuelles (cognitives) conduisant à des répercussions dans les activités de la vie quotidienne.

Arythmie : Irrégularité du rythme cardiaque.

Atrophie : Diminution du volume d'un organe ou d'un tissu, par défaut de nutrition, manque d'usage, etc.

Autophagie : Le terme « autophagie » vient du grec *auto* (soi-même) et *phagein* (manger). Il signifie donc littéralement « se manger soi-même ». L'autophagie est une forme de nettoyage cellulaire : il s'agit d'un processus régulier et ordonné qui consiste à décomposer et à recycler des composants cellulaires lorsque l'énergie nécessaire à leur survie est devenue insuffisante. C'est un mécanisme physiologique, intracellulaire et de protection.

AVC : Un accident vasculaire cérébral (AVC), également souvent encore appelé « attaque », survient lorsque la circulation sanguine vers ou dans le cerveau est interrompue par un vaisseau sanguin bouché ou un vaisseau sanguin rompu.

Biotine : Substance glucidique stockée dans le foie et les muscles, formant une réserve importante de glucose pour l'organisme.

Calcium : Métal blanc très présent dans la nature et dont certains éléments sont nécessaires à l'organisme humain, c'est un minéral.

Cétone : Des cétones se forment dans ton corps lorsqu'il commence à utiliser du gras au lieu de glucides pour créer de l'énergie. Lorsqu'il n'a pas suffisamment d'insuline pour faire passer le glucose (sucre) du sang aux cellules, le corps utilise le gras pour créer de l'énergie.

Cétose : C'est un état où le corps a remplacé son carburant principal, le glucose, par les bons gras, à l'aide des corps cétoniques générés par le foie. Pour être en état de cétose nutritionnelle, le corps doit avoir épuisé ses réserves de glucose. Il se tournera donc vers les bons gras comme source d'énergie alternative.

Cholestérol : Substance grasse toujours présente dans l'organisme, provenant des aliments.

Chromium: Le chrome est un oligo-élément dont la fonction principale est majeure pour le fonctionnement de l'organisme : il régule la sécrétion de l'insuline pancréatique de façon à maintenir constant le taux de sucre dans le sang (glycémie).

Citrate : Sel découlant de l'acide citrique. Ce dernier est un acide existant dans certains fruits comme le citron.

Collagène : Protéine fibreuse du tissu conjonctif.

Cortisol : Une hormone qui augmente le glucose dans les vaisseaux sanguins, améliore l'utilisation du glucose par le cerveau et augmente la disponibilité de substances qui réparent les tissus.

Diabète : Une maladie chronique qui survient lorsque le pancréas ne produit pas assez d'insuline ou lorsque l'organisme n'est pas capable de l'utiliser efficacement.

Keto: C'est le terme anglais de diète cétogène, caractérisée par une diminution marquée de la consommation de glucides (la famille des sucres) et de protéines et par une augmentation de la proportion de l'énergie qui provient des gras.

Jeûne intermittent : Privation partielle ou totale (à l'exception, le plus souvent, d'eau), forcée ou non, de toute alimentation pendant un certain temps.

Régime : Ensemble de prescriptions concernant les aliments et destinées à maintenir ou à rétablir la santé

Insuline : L'insuline est une hormone naturellement sécrétée par le pancréas, plus précisément par des cellules spécialisées. Elle permet au glucose (sucre) d'entrer dans les cellules du corps. Celles-ci utilisent le glucose comme énergie ou le mettront en réserve pour une utilisation future.

Pancréas : Organe glandulaire situé dans l'abdomen, au-dessous et en arrière de l'estomac, qui sécrète le suc pancréatique (déversé dans l'intestin pour servir à la digestion) ainsi que les hormones et l'insuline excrétées dans le sang pour la régulation du métabolisme du glucose.

Glandes surrénales : Situées juste au-dessus de chaque rein, ces glandes produisent de nombreuses hormones comme le cortisol et l'adrénaline, nécessaires au bon fonctionnement de l'organisme.

Electrolytes : Ce sont des minéraux qui transportent une charge électrique lorsqu'ils sont dissous dans un liquide tel que le sang. Les électrolytes du sang (sodium, potassium, chlore et bicarbonate) aident à réguler la fonction nerveuse et musculaire et à maintenir l'équilibre.

Endocrine : N'importe quel organe du corps qui sécrète des hormones qui font développer le corps et les intègre dans le sang.

Fonctions cognitives : Ce sont les capacités de notre cerveau qui nous permettent notamment de communiquer, de percevoir notre environnement, de nous concentrer, de nous souvenir d'un événement ou d'accumuler des connaissances.

Glucose : Glucose désigne le glucide de saveur sucrée, contenu dans certains fruits (comme le raisin), et entrant dans la composition de presque tous les glucides. Synthétisé par les plantes vertes au cours de l'assimilation chlorophyllienne, il joue un rôle fondamental dans le métabolisme de tous les êtres vivants.

Glycogène : Substance glucidique stockée dans le foie et les muscles, formant une réserve importante de glucose pour l'organisme.

Hyperglycémie : Se définit par une glycémie (taux de sucre dans le sang) au-delà des valeurs cibles pour la majorité des personnes diabétiques.

Hypoglycémie : Diminution ou insuffisance du taux de glucose du sang.

Hormone : Une substance chimique biologiquement active, synthétisée par une cellule glandulaire et sécrétée dans le milieu intérieur où elle circule, agissant à distance et par voie sanguine sur des récepteurs spécifiques d'une cellule cible pour le recyclage d'éléments cellulaires.

Hormone de croissance humaine : Une hormone sécrétée par des cellules de la partie antérieure de l'hypophyse, qui stimule la croissance et la reproduction des cellules chez les humains et les autres vertébrés.

Inflammation : Ensemble des réactions qui se produisent au point de l'organisme irrité.

Insuline : Hormone sécrétée par le pancréas.

Lutéines : Un antioxydant très puissant pour défendre le corps contre des molécules instables.

Métabolisme : Est l'ensemble des réactions chimiques qui se déroulent à l'intérieur d'un être vivant et lui permettent notamment de se maintenir en vie, de se reproduire, de se développer et de répondre aux stimuli de son environnement.

Microplastiques : De petites particules (< 5 mm) de matière plastique dispersées dans l'environnement. Ils sont devenus un sujet de préoccupation, car ils s'accumulent dans les sols, les cours d'eau, les lacs, l'environnement marin et certains aliments. Ils ont, en quelques décennies, contaminé tous les océans et les espèces marines à tous les niveaux de la chaîne alimentaire, d'un pôle à l'autre et jusque dans les grands fonds.

Neurone : Cellule de base du tissu nerveux, capable de recevoir, d'analyser et de produire des informations.

Omega 3: Un gras essentiel non produit par notre corps, mais indispensable à notre survie.

Oxalate : N'importe quel sel qui, une fois combiné à du calcium, va potentiellement former des pierres aux reins.

Prébiotiques : Des molécules qui favorisent le développement de certains micro-organismes.

Prédiabétique : Également connu sous le nom de diminution à la tolérance au glucose ou d'anomalie de la glycémie à jeun. Si vous êtes prédiabétique, vous risquez davantage de développer le diabète de type 2.

Sel de mer celtique : Sel naturel, il fournit plus 82 minéraux bénéfiques pour notre corps.

Sodium : Un minéral qui, avec le potassium et d'autres substances, assure la régulation de l'équilibre hydrique du corps, maintient un rythme cardiaque normal et est responsable de la conduction de nombreuses impulsions nerveuses et de la contraction de l'insuline qu'il produit. Il en résulte une concentration accrue de glucose dans le sang

TCM (MCT) : L'huile TCM est composée de triglycérides à chaîne moyenne. Elle est connue en anglais sous le nom de *MCT oil (Medium Chain Triglycerides)*. Il s'agit de gras saturés. Les triglycérides à chaîne moyenne se retrouvent naturellement dans le beurre, l'huile de palme et l'huile de coco, qui en contiennent environ 10 %, 50 % et 60 % respectivement. On retrouve aussi l'huile TCM sous forme de suppléments alimentaires. Les huiles TCM sont utiles pour les gens qui souffrent de malabsorption et sont utilisées à des fins médicales, puisqu'elles sont métabolisées plus facilement par l'organisme, comparativement aux autres gras.

Testostérone : Hormone mâle sécrétée par les testicules, qui stimule le développement des organes génitaux mâles et détermine l'apparition des caractères sexuels mâles secondaires.

Tissu cérébral : Substance grise, recouvrant les deux hémisphères du cerveau. Il est le siège des fonctions neurologiques les plus avancées, comme le langage, la mémoire, la conscience…

Triglycérides : Ce sont les constituants principaux des graisses animales, de l'huile végétale et des produits laitiers. Les gras dans le sang sont appelés triglycérides et sont la principale chose qui forme les cellules grasses à cause des glucides qui élèvent l'insuline.

Varices : Dilatation permanente d'un vaisseau, d'une veine (surtout aux jambes).

Zinc : Un minéral essentiel.

À propos de l'auteur

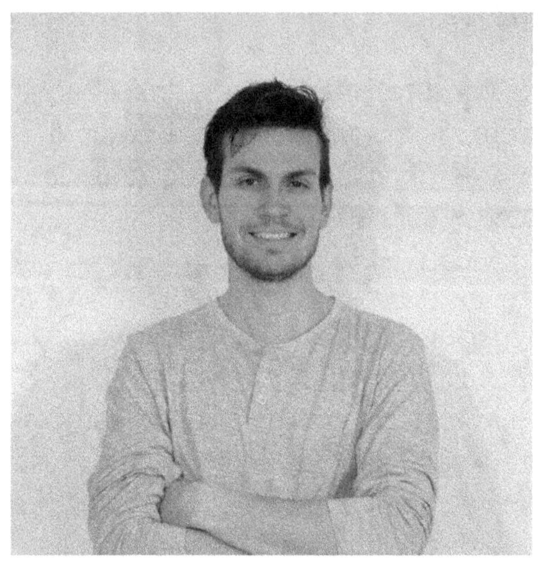

Alex Homier est un coach de santé et de motivation qui vit au Québec, Canada, avec sa femme et ses trois enfants.

Cofondateur de *Mode de vie Keto*, Alex aime éduquer, inspirer les gens à réussir à résoudre leurs problèmes et atteindre leurs buts pour prospérer dans la vie.